LES

EAUX SULFUREUSES

DÉGÉNÉRÉES

DE CAUTERETS

ET LEURS APPLICATIONS

A CERTAINES NÉVROPATHIES

ET

AUX MALADIES DES ORGANES GÉNITO-URINAIRES

PAR LE

Dr ACHILLE BOUYER

MÉDECIN EX-INSPECTEUR DES EAUX A CAUTERETS
Ancien Interne des Hôpitaux de Paris,
Membre titulaire de la Société de Médecine et de Chirurgie de Bordeaux,
Membre correspondant de la Société de Médecine de Paris,
de la Société d'Hydrologie de Paris,
et de la Société des Sciences médicales de Lyon.

PARIS
O. DOIN, LIBRAIRE-ÉDITEUR
8, place de l'Odéon, 8

CAUTERETS
LIBRAIRIE G. CAZAUX
2, place Saint-Martin, 2

1892

LES

EAUX SULFUREUSES

DÉGÉNÉRÉES

DE CAUTERETS

ET LEURS APPLICATIONS A CERTAINES NÉVROPATHIES

ET AUX MALADIES DES ORGANES GÉNITO-URINAIRES

Extrait des *Mémoires et Bulletins de la Société de Médecine et de Chirurgie et du Journal de Médecine de Bordeaux.*

LES

EAUX SULFUREUSES

DÉGÉNÉRÉES

DE CAUTERETS

ET LEURS APPLICATIONS

A CERTAINES NÉVROPATHIES

ET

AUX MALADIES DES ORGANES GÉNITO-URINAIRES

PAR LE

Dr ACHILLE BOUYER

MÉDECIN EX-INSPECTEUR DES EAUX A CAUTERETS
Ancien Interne des Hôpitaux de Paris,
Membre titulaire de la Société de Médecine et de Chirurgie de Bordeaux,
Membre correspondant de la Société de Médecine de Paris,
de la Société d'Hydrologie de Paris,
et de la Société des Sciences médicales de Lyon.

PARIS
O. DOIN, LIBRAIRE-ÉDITEUR
8, place de l'Odéon, 8

CAUTERETS
LIBRAIRIE G. CAZAUX
2, place Saint-Martin, 2

1892

LES

EAUX SULFUREUSES DÉGÉNÉRÉES

ET LEURS APPLICATIONS

A CERTAINES NÉVROPATHIES

ET AUX MALADIES DES ORGANES GÉNITO-URINAIRES [1]

A côté des sources dont la sulfuration présente une stabilité relative (César, Les Espagnols, La Raillère) et qui, douées de propriétés plus ou moins excitantes, sont spécialement appliquées aux affections des organes respiratoires, nous possédons, à Cauterets, des eaux sulfureuses dégénérées et alcalines qui se rapprochent beaucoup, par leurs propriétés thérapeutiques, des eaux dégénérées des Pyrénées-Orientales.

Comme ces dernières, elles subissent la dégénérescence sulfitée [2] et acquièrent, par le fait de leur

[1] Travail envoyé par l'auteur à la Société de Médecine et de Chirurgie de Bordeaux, à l'appui de sa candidature au titre de membre titulaire.

[2] La dégénérescence des eaux sulfureuses est l'ensemble des modifications qui se produisent dans leur constitution chimique et plus spécialement dans leur sulfuration, sous l'influence de diverses causes dont l'air est l'agent actif.

Les eaux sulfurées sodiques présentent de grandes différences non seulement dans le degré de leur altérabilité, mais encore dans la nature de leurs transformations. Dans les unes, le soufre se précipite en nature (eaux blanches de Luchon, eaux bleues d'Ax); dans d'autres, il se forme un polysulfure de sodium (Barèges); dans d'autres enfin, le sulfure de sodium se transforme en sulfite et hyposulfite de soude et consécutivement en sulfate ou carbonate de soude (eaux dégénérées proprement dites : Olette, Molitg, La Preste, Cauterets, etc.).

transformation, des qualités toni-sédatives et modératrices de la circulation qui les rendent propres à combattre un grand nombre d'affections dans lesquelles prédomine un élément névropathique ou la tendance à l'irritation congestive.

Parmi les sources les plus altérables, les unes subissent le phénomène de la dégénérescence au lieu d'emploi; les autres, au contraire, arrivent dans la baignoire en grande partie dégénérées, soit qu'elles aient subi le contact de l'air au niveau des griffons par suite des conditions défectueuses de leur captage, soit que la transformation de leur sulfure en sulfite et hyposulfite de soude puisse être attribuée à la présence de l'oxygène dans une faille de la roche ou à leur mélange avec un filet d'eau commune.

Hâtons-nous de faire remarquer que les circonstances qui président à la dégénérescence de ces eaux, jointes à leur température native, semblent influer d'une manière sensible sur leurs propriétés physiologiques et thérapeutiques. Ainsi, les eaux hyperthermales des Œufs et du Pré, qui arrivent au lieu d'emploi à peu près intactes (au point de vue de leur sulfuration) et qui subissent graduellement le phénomène de la dégénérescence au contact de l'air, sont encore douées de propriétés notablement excitantes. Elles sont assez eupeptiques et peuvent être administrées en boisson.

Quant aux sources qui subissent la dégénérescence au niveau des griffons ou avant leur émergence, comme le Petit-Saint-Sauveur, le Rocher, le Bois, Pauze-Vieux, elles présentent les caractères suivants : elles contiennent naturellement une petite quantité d'hyposulfite de soude ; elles possèdent une température moins élevée (sauf le Bois) et elles renferment plus de glairines que les précédentes. Comme elles sont mal tolérées par les voies digestives, elles sont exclusivement utilisées en bains et douches; elles déterminent presque toujours des effets de sédation sur les inflammations des surfaces tégumentaires externe et interne. Ces eaux, qui se distinguent encore des autres par la rapidité et la netteté de leur transformation, sont les seules qui méritent le nom d'*eaux dégénérées* et qui constituent une médication vraiment spéciale.

Leurs principaux effets peuvent se résumer ainsi :

Employées en bains, à une température moyenne, elles produisent, sur la surface cutanée, une sensation douce et onctueuse qui s'accompagne d'un sentiment de calme et de bien-être général, d'une légère tendance au sommeil et, en outre, de la diminution et de la régularisation des pulsations du pouls. Tous ces effets, en se répétant et s'accentuant, amènent, au bout de quelques jours, une sédation très prononcée sur le système nerveux, qui se traduit par la diminution de l'excitabilité générale et par l'atténuation des actions réflexes, c'est à dire par des modifications favorables de l'éréthisme nerveux général ou local. Ces effets sédatifs qui se manifestent, dès les premiers jours de la cure, sur les spasmes, les contractures, les douleurs névralgiques, les démangeaisons, etc., semblent liés à une meilleure répartition et à la régularisation de l'innervation. Ils résultent de l'action spéciale et directe exercée sur le réseau nerveux périphérique qui réagit favorablement sur le système nerveux central et, secondairement, sur les troubles névropathiques.

Grâce à leurs effets sédatifs, ces eaux contribuent à rétablir l'équilibre physiologique entre les centres d'innervation et les autres systèmes de l'économie et, partant, à remédier aux troubles fonctionnels qui sont sous la dépendance de l'éréthisme nerveux. Elles tendent, en effet, à amender les troubles circulatoires, à ramener le sommeil, à modifier favorablement les actes des principales sécrétions, à rétablir les fonctions digestives et, finalement, à favoriser les fonctions d'assimilation. C'est ainsi qu'on peut se rendre compte de leurs effets toniques, qui sont pour ainsi dire liés à leur action sédative. Ils dérivent également de la stimulation douce et insensible que les eaux impriment aux principales fonctions. Ils sont plus accentués chez les malades qui font, en même temps, usage de la boisson de l'eau de Mauhourat, dont les effets concourent à combattre l'atonie des fonctions digestives et, consécutivement, l'asthénie générale.

Cette double action tonique et sédative jointe à l'action modératrice exercée sur le système circulatoire modifient favorablement la vitalité des organes ou des tissus malades, tendent à amender les troubles trophiques et à favoriser les effets altérants et résolutifs que les eaux sont susceptibles de produire.

Comme on le voit, les eaux dégénérées constituent une médication douce, sédative, légèrement stimulante et tonique, qui peut être utilement appliquée toutes les fois qu'on a à redouter une action excitante ou une vive réaction nerveuse, c'est à dire dans un grand nombre d'affections dans lesquelles prédomine un élément nerveux ou la tendance à l'irritation congestive. Elles sont spécialement employées pour combattre certaines névropathies et les principales affections catarrhales des organes génito-urinaires. On les prescrit également, à titre de médication de transition, pour arriver à l'emploi des eaux sulfureuses actives dans quelques affections asthéniques compliquées d'éréthisme nerveux.

A côté de ces deux groupes d'eaux, nous devons placer la source de Mauhourat qui joue un rôle important dans le traitement des affections justiciables des eaux dégénérées. Si cette eau se rapproche des sources du premier groupe par l'altérabilité de son principe sulfureux et l'élévation de sa température (50° C), elle s'en distingue néanmoins par quelques caractères chimiques et surtout par des propriétés physiologiques spéciales qui en font une individualité distincte pouvant répondre à des indications multiples et bien déterminées.

Elle a été classée, par Filhol, Byasson et Gigot-Suard, parmi les eaux silicatées sulfureuses. Elle contient une notable quantité de silicates alcalins et de chlorure de sodium unis à une faible proportion de sulfure de sodium. Elle renferme peu de matières organiques et présente une alcalinité très prononcée.

Cette eau, qui est exclusivement employée en boisson, possède de remarquables propriétés eupeptiques et digestives. Elle produit, en effet, sur les organes digestifs une stimulation fonctionnelle et physiologique, qui se traduit par le réveil ou l'augmentation de l'appétit et par la régularisation des fonctions digestives. Tandis que les eaux sulfureuses sont généralement mal supportées par les dyspeptiques et les gastralgiques, soit qu'elles réveillent des phénomènes douloureux, soit qu'elles provoquent tantôt un mouvement diarrhéique, tantôt une constipation opiniâtre, nous voyons, au contraire, l'eau de Mauhourat produire d'excellents effets dans certaines formes de dyspepsie et de gastralgie s'accompagnant de congestion catarrhale de la muqueuse et d'atonie de la tunique musculaire de l'estomac ou du tube intestinal. Outre l'action topique résolutive qu'elle exerce sur la muqueuse hyperémiée ou engorgée, elle réveille et régularise la contractilité des fibres musculaires lisses, calme l'élément douloureux spasmodique et tend à atténuer les constipations passives qui accompagnent la plupart des dyspepsies.

Employée à doses progressivement élevées, l'eau de Mauhourat est parfaitement tolérée par l'estomac et elle s'élimine rapidement par les reins dont elle augmente l'activité sécrétoire dans des proportions notables. Cette action se traduit non seulement par une augmentation de quantité d'urine, mais encore par une augmentation sensible dans la quantité de matières fixes se révélant fréquemment par des dépôts sédimenteux d'acide urique, d'urates et de phosphates de soude. Cette action diurétique et dépurative a été manifestement démontrée par les recherches expérimentales de MM. Gigot-Suard et Byasson, qui ont été faites sur l'eau transportée.

Nous devons ajouter que c'est à cette facilité de digestion et d'élimination de cette eau qu'on peut attribuer, en grande partie, ses propriétés dérivatives et tempérantes qui sont ses principales caractéristiques.

Ainsi, tandis que la plupart des sources sulfureuses produisent une excitation plus ou moins marquée sur les systèmes nerveux et circulatoire, l'eau de Mauhourat détermine presque toujours, même à doses élevées, des effets sédatifs très manifestes sur les fonctions de la circulation et de l'innervation. Elle provoque aussi très rarement les phénomènes d'excitation périphérique que l'on observe fréquemment, sous l'influence des eaux sulfureuses, aux deux extrémités du tube digestif, tels que : gingivites, pharyngites, fluxions hémorroïdaires, etc.

Sur la muqueuse des voies respiratoires, elle exerce une action pathogénétique insensible et pour ainsi dire nulle dans la plupart des cas. Aussi peut-on continuer son emploi dans certaines bronchites avec recrudescences irritatives dans lesquelles les eaux sulfureuses sont contre-indiquées; elle peut même, dans ces cas, contribuer à amender le mouvement fluxionnaire par ses propriétés diurétiques et dérivatives. Ce n'est qu'exceptionnellement que nous l'avons vue produire des phénomènes d'excitation sur les autres muqueuses et notamment sur la muqueuse urétro-vésicale.

Cette description succincte des principaux effets de l'eau de Mauhourat nous rend bien compte de la multiplicité d'indications qu'elle est susceptible de remplir et confirme l'appréciation suivante de Camus : « Cette eau est sans analogue dans les Pyrénées; il n'est pas d'eau plus facile à digérer et qui convienne à un plus grand nombre de tempéraments et de maladies chroniques. Elle est le diurétique par excellence. C'est par son action sur l'estomac promptement réfléchie sur les reins, à la manière d'un coup électrique, que l'eau de Mauhourat agit si efficacement dans les gastralgies et les gastrites. »

Cette eau est généralement bien supportée par les tempéraments nerveux excitables; aussi est-elle souvent prescrite aux enfants faibles, délicats, aux personnes anémiques, névropathiques, pour stimuler et régulariser les fonctions digestives et produire une action tonique et reconstituante sans mélange d'excitation.

Elle jouit d'une efficacité réelle dans le traitement de certaines variétés de dyspepsies et principalement dans les formes atoniques compliquées ou non de dilatation de l'estomac, dans la dyspepsie catarrhale liée à l'herpétisme et dans la gastralgie entretenue par l'arthritis.

Grâce à ses propriétés diurétiques et dépuratives, l'eau de Mauhourat est administrée avec succès pour combattre la gravelle urique et, en général, les affections dites *uricémiques* avec déterminations morbides du côté de la peau et des muqueuses. Dans ce cas, non seulement elle favorise l'élimination de l'acide urique par le rein, c'est à dire par sa voie normale, mais encore elle tend à diminuer la production de cet agent par l'action spéciale qu'elle exerce sur les fonctions digestives et, consécutivement, par les modifications qu'elle imprime aux phénomènes intimes de la nutrition.

Employée conjointement avec d'autres sources, l'eau de Mauhourat peut remplir diverses indications et contribuer à modifier les éléments morbides d'une affection complexe. Nous verrons, en effet, tout le parti qu'on peut tirer de ses nombreuses propriétés dans le traitement de certaines névropathies et des maladies des voies génito-urinaires.

Névropathies. — Bien que, par leurs propriétés physiologiques, les eaux dégénérées paraissent aptes à combattre un grand nombre de phénomènes nerveux morbides, elles sont loin de convenir à toutes les affections névropathiques. Nous les voyons, en effet, échouer dans un grand nombre de cas et produire dans d'autres des résultats incomplets et passagers. Aussi, est-il important de préciser les conditions que doivent présenter les névropathies pour être traitées avec succès par ces eaux.

Si nous envisageons les affections nerveuses sous le rapport de leurs formes, de leurs localisations anatomiques ou fonctionnelles, nous constatons qu'elles revêtent des caractères nombreux et variés à l'infini, dont l'examen ne nous fournit que des données thérapeutiques secondaires et souvent incertaines. C'est en nous appuyant sur la recherche des circonstances qui ont présidé à leur développement, c'est à dire sur la connaissance de leur origine pathogénique, que nous parvenons le plus souvent à formuler les indications dominantes de la médication.

Nous voyons, en effet, journellement des troubles névropathiques variés affectant toutes les fonctions du système nerveux, se développer et se perpétuer sous l'influence, soit d'un état anémique ou diathésique, soit d'une intoxication générale de l'économie (accidents palustres, saturnins, mercuriels, etc.).

On s'explique facilement cette influence pathogénique lorsqu'on songe que le sang est, comme l'a dit Hippocrate, le grand régulateur des nerfs, l'excitant physiologique du système nerveux. On ne peut donc espérer guérir ou améliorer les troubles nerveux, quels que soient leur siège ou leur forme, qu'en employant des moyens thérapeutiques susceptibles soit de reconstituer le sang dans certains cas, soit de modifier l'état constitutionnel ou toxhémique dans d'autres.

Ces considérations nous autorisent à dire que les eaux dégénérées sont indiquées dans toutes les névropathies symptomatiques d'un état constitutionnel ou diathésique, qu'elles peuvent amender ou, en d'autres termes, toutes les fois qu'on peut mettre en jeu leurs diverses actions sédative, altérante et reconstituante, pour combattre des troubles dynamiques et dyscrasiques qui réagissent les uns sur les autres et s'entretiennent réciproquement.

Les névropathies liées à l'arthritis sont, de toutes les névropathies symptomatiques, celles qui se trouvent le mieux de l'emploi des eaux dégénérées. On sait que la diathèse arthritique peut produire une infinité de troubles nerveux, soit que son action se porte sur les nerfs de la vie de relation, soit qu'elle se localise sur les nerfs de la vie organique. Elle détermine des hyperesthésies, des névralgies, des spasmes, des contractures, des mouvements choréiques, etc. Tantôt l'affection nerveuse semble se développer à côté d'une affection rhumatismale dont elle subit l'influence, tantôt elle se produit directement sous son action et peut être considérée, dans ce cas, comme une modalité de la diathèse.

Les névropathies rhumatismales donnent fréquemment lieu à des recrudescences plus ou moins périodiques qui se manifestent plutôt la nuit que le jour. Elles sont très sensibles aux variations atmosphériques et très sujettes à des récidives.

En général, la médication réussit beaucoup mieux dans les névropathies localisées sur un organe ou une région que dans les formes vagues et mobiles. Nous la voyons, en effet, agir avec efficacité dans les névralgies sciatique, intercostale, lombaire, lombo-abdominale et dans la gastralgie et la gastro-entéralgie.

Dans la sciatique qui est considérée, parmi ces névropathies arthritiques, comme l'une des plus communes et des plus rebelles, les eaux produisent des résultats plus ou moins rapides et complets, suivant les conditions de forme, d'ancienneté et de complications que présente cette affection. Elles conviennent surtout à la forme franchement névralgique caractérisée par des douleurs rémittentes, c'est à dire tantôt sourdes, tantôt aiguës, paroxystiques, qui semblent partir des points douloureux ou foyers d'irradiation, si bien décrits par Valleix, pour s'étendre dans tout le membre. Cette forme, qui se complique souvent de névralgies des nerfs du plexus sacré et des nerfs lombo-abdominaux, détermine des troubles variés de la motilité et de la sensibilité et rarement des phénomènes d'atrophie musculaire très prononcés et persistants.

Les eaux se montrent, au contraire, peu efficaces dans tous les cas où on constate des troubles trophiques précoces et plus ou moins marqués joints à des phénomènes d'anesthésie ou de parésie, et toutes les fois que les douleurs continues et progressives, c'est à dire sans accès paroxystiques bien caractérisés, semblent se rattacher à une véritable névrite. Dans tous ces cas, les eaux dégénérées sont avantageusement remplacées par les eaux sulfureuses et par les diverses applications d'hydrothérapie thermale.

Les névralgies sciatiques récentes cèdent facilement à l'emploi des eaux lorsque les phénomènes aigus ont été déjà modifiés par les moyens thérapeutiques ordinaires et lorsque la maladie tend à passer à l'état chronique sans avoir produit de troubles nutritifs bien appréciables dans le membre.

La sciatique névralgique chronique est quelquefois très rebelle et exige des traitements suffisamment prolongés lorsqu'elle est ancienne et qu'elle a déterminé, par suite de son retentissement sur l'organisme, des troubles généraux d'anémie et d'hyperexcitabilité nerveuse.

Dans les sciatiques, comme dans la plupart des névralgies arthritiques, la médication exerce d'abord une action sédative sur les phénomènes nerveux généraux, puis atténue et éloigne de plus en plus les crises douloureuses, après leur avoir fait subir parfois une légère recrudescence au début du traitement.

Comme l'arthritis, la diathèse herpétique donne lieu à des troubles nerveux variés : céphalées, palpitations cardiaques, névralgies, dyspepsies, gastralgies, etc. Il n'est pas rare, en effet, de voir des accidents névropathiques succéder à la disparition d'une dartre, et, dans d'autres cas, coïncider ou alterner avec des manifestations herpétiques. Ces névropathies, qui sont généralement plus tenaces que les précédentes, réclament des traitements longs et répétés; néanmoins, les eaux dégénérées leur sont utilement appliquées pour calmer l'élément névropathique, modifier l'état dyscrasique et provoquer parfois par une action périphérique, révulsive, la réapparition de la dartre sur la peau.

Si la scrofule ne provoque pas, comme les deux précédentes diathèses, des manifestations névropathiques, nous la voyons cependant se compliquer quelquefois d'une névrose ou d'accidents névrosiques qui empêchent l'administration d'un traitement approprié. Dans ce cas, les eaux dégénérées peuvent être prescrites pour amender les troubles nerveux et permettre consécutivement l'emploi d'une médication plus reconstituante et active.

Les névropathies liées à la chloro-anémie ne réclament l'emploi des eaux que lorsqu'elles se présentent dans des conditions spéciales. Si la chloro-anémie est peu ancienne et se trouve sous la dépendance des phénomènes nerveux morbides, les eaux peuvent être appliquées pour combattre l'élément de perturbation nerveuse et les troubles digestifs et nutritifs qui en dépendent. C'est ainsi qu'elles agissent efficacement sur les désordres nerveux et circulatoires qui se produisent à l'époque de la puberté ou sous l'influence d'une excitabilité nerveuse qui trouble les fonctions utérines. Elles peuvent régulariser l'innervation et la circulation et contribuer ainsi à rétablir l'équilibre physiologique dans bien des cas.

Dans les névropathies qui se développent sous l'influence d'une intoxication saturnique ou mercurielle, les eaux dégénérées sont quelquefois indiquées pour combattre certains troubles de l'innervation, tels que des douleurs à caractères névralgiques, des crampes, des contractures, etc., et pour modifier l'état général, par leurs propriétés toni-sédatives et dépuratives. Elles doivent être proscrites dans tous les cas où il existe des phénomènes de paralysie, des complications cérébrales ou une tendance à l'état cachectique.

Pour compléter l'énumération des névropathies qui peuvent être avantageusement traitées par nos eaux dégénérées, nous devons encore signaler l'heureuse influence qu'elles exercent sur les troubles nerveux variés qui compliquent fréquemment les affections utérines.

En somme, nous voyons que ces eaux sont indiquées dans la plupart des névroses symptomatiques et toutes les fois que des accidents nerveux se trouvent associés à une affection ou à un état constitutionnel susceptibles d'être heureusement modifiés par ces mêmes eaux.

Certaines conditions individuelles peuvent favoriser leur intervention. Ce sont : un tempérament lymphatique ou lymphatico-nerveux, une constitution lympho-arthritique et l'absence d'hérédité. La marche franchement périodique des accès est toujours considérée comme une circonstance favorable.

Les eaux ne conviennent pas généralement aux névroses pures, c'est à dire à celles qui ne se lient à aucun état constitutionnel ou diathésique et dans lesquelles le dynamisme nerveux est atteint primitivement, soit par une disposition organique ou fonctionnelle héréditaire, soit par de mauvaises conditions hygiéniques ou morales (excès, chagrins). Ces névroses, qui sont le plus souvent hypersthéniques, sont caractérisées par une susceptibilité excessive du système nerveux sensitif se traduisant par de véritables congestions nerveuses mobiles, des crises convulsives, de l'agitation, etc. La plupart de ces accidents qui se montrent chez des sujets doués d'un tempérament nerveux exagéré, se rattachent fréquemment à l'hystérie.

Les eaux ne conviennent pas non plus aux névropathies générales complexes et difficiles à localiser qu'on désigne sous les noms d'*hypochondrie* et de *neurasthénie*.

Ces névroses essentielles, qu'un grand nombre d'eaux thermales revendiquent parmi leurs attributions, réclament surtout des modificateurs hygiéniques et balnéaires. C'est ainsi qu'on s'explique les succès obtenus dans différentes stations thermales sous l'influence de la balnéation et des circonstances accessoires de la cure.

Les eaux dégénérées doivent être écartées toutes les fois que l'affection nerveuse a produit par sa persistance un véritable état de cachexie nerveuse se liant à une anémie profonde et déjà ancienne. Elles sont également contre-indiquées dans toutes les névropathies, paralysies ou amyotrophies, qui se rattachent à une lésion des centres nerveux, inflammation, sclérose ou ramollissement.

La nature, la forme et le siège de la névropathie peuvent donner lieu à des indications particulières relatives au choix de la source et au mode de traitement à appliquer.

Si l'affection revêt une forme hyperesthésique et hypersthénique, on emploie de préférence les bains du Petit-Saint-Sauveur ou du Rocher, tandis qu'on prescrit les eaux du Pré et des Œufs en bains et douches, dans les formes asthéniques et lorsqu'il faut remédier à l'énervation.

Dans les formes convulsives, choréiques, on doit recourir d'abord à l'emploi des eaux douces et sédatives du Petit-Saint-Sauveur ou du Bois et terminer la cure par les bains légèrement excitants du Pré et des Œufs.

La plupart des névropathies d'origine rhumatismale sont traitées avec succès par les eaux du Bois. Ces eaux jouissent, en effet, d'une spécialité d'action très marquée dans le traitement des affections rhumatismales qui présentent des caractères névralgiques ou une tendance à la sub-acuité. Elles sont habituellement administrées en bains, à une température plus élevée que leurs congénères, dans le but de déterminer une puissante action révulsive sur la surface cutanée qui vient s'ajouter à leur action spéciale. Si l'on voit quelquefois ces bains provoquer de légères recrudescences des phénomènes névropathiques ou rhumatismaux, on doit attribuer ces effets excitants uniquement à la température élevée à laquelle on les emploie par tradition, car il suffit de modérer celle-ci pour voir reparaître les effets sédatifs et analgésiants qui forment la caractéristique des eaux dégénérées. Cependant, lorsque l'affection névralgique s'accompagne d'une hyperexcitabilité nerveuse générale, nous devons prescrire de préférence, du moins au début, les bains du Petit-Saint-Sauveur qui paraissent mieux appropriés au traitement des affections dans lesquelles domine un éréthisme nerveux général ou local.

Les névropathies liées à l'herpétisme sont généralement traitées avec avantage par les eaux de Pauze-Vieux, qui exercent une action topique spéciale sur les manifestations herpétiques.

Quant aux névropathies liées à la scrofule et à l'anémie, elles réclament souvent l'emploi des bains du Petit-Saint-Sauveur comme moyen de transition pour arriver à l'emploi des eaux plus actives.

D'une façon générale, on peut dire que le bain d'eaux dégénérées constitue, par ses propriétés physiologiques et thérapeutiques, le moyen de traitement habituel des névropathies. Vers la fin de la cure, la douche peut, dans certains cas, intervenir utilement pour augmenter les effets toniques et révulsifs des bains, lorsqu'on n'a plus à craindre son action excitante et parfois perturbatrice.

Enfin, nous prescrivons généralement l'eau de Mauhourat en boisson dans toutes les affections nerveuses justiciables des eaux dégénérées. Cette eau constitue un adjuvant précieux du traitement balnéaire, non seulement parce qu'elle agit efficacement sur les névroses du tube digestif, mais encore parce qu'elle vient seconder et compléter l'action tonique et altérante de la médication par ses propriétés digestives et dépuratives.

Affections catarrhales des organes génito-urinaires. La plupart des affections catarrhales des organes génito-urinaires s'accompagnent d'un certain degré d'éréthisme nerveux général ou local et présentent souvent une tendance à l'acuité ou à la sub-acuité, circonstances qui doivent toujours faire écarter toute médication excitante ou perturbatrice. Aussi, si nous exceptons les cas peu nombreux d'inflammations atoniques et indolentes survenues chez des sujets très lymphatiques, non irritables, et caractérisées par une hypersécrétion muqueuse ou muco-purulente qui réclament l'emploi d'eaux sulfureuses excitantes, nous voyons que le plus grand nombre des affections des voies génito-urinaires peuvent être traitées efficacement par les eaux dégénérées. C'est ainsi que nous utilisons fréquemment les propriétés sédatives et résolutives de ces eaux pour combattre la blennorrée, le catarrhe vésical et les principales affections utérines.

Blennorrée. — La blennorrée demande à être traitée, dès le début de la cure et souvent pendant toute sa durée, par les eaux dégénérées. Ce n'est qu'exceptionnellement qu'on peut recourir d'emblée à l'emploi des eaux sulfureuses, lorsqu'on a affaire à un simple suintement de la muqueuse, consécutif à une urétrite négligée, développé chez un sujet peu excitable et entretenu par un état lymphatique ou chloro-anémique. Dans ce cas, la blennorrée cède facilement à l'action altérante et reconstituante de la médication et le plus souvent après avoir subi une crise d'exacerbation. Ce retour d'acuité, qui constitue un des modes habituels de guérison des eaux sulfureuses, peut être suivi d'effets fâcheux chez les sujets nerveux impressionnables et toutes les fois que l'affection se complique soit d'un rétrécissement de l'urètre, soit d'un engorgement de la prostate ou de l'épididyme. Aussi, dans tous ces cas, doit-on donner la préférence aux eaux dégénérées qui n'exposent à aucun accident d'excitation locale. Ces eaux se bornent à provoquer, au bout de quelques jours, une augmentation plus ou moins sensible de l'écoulement urétral qui se produit sans douleurs et sans phénomènes inflammatoires appréciables.

Cette petite crise humorale qui s'atténue généralement d'elle-même, sans exiger la suspension du traitement thermal, est bientôt suivie d'une diminution progressive de l'hyperémie catarrhale. Dans quelques cas cependant, lorsqu'elle dépasse une certaine limite, comme durée ou intensité, il devient utile de seconder l'action du traitement par l'emploi de préparations balsamiques.

A ces effets résolutifs des eaux viennent encore s'ajouter des effets sédatifs qui se traduisent par l'atténuation des troubles névropathiques sympathiques ou réflexes et par la cessation des spasmes urétraux et vésicaux qui constituent parfois une complication fâcheuse de la blennorrée chez les sujets doués d'une grande excitabilité nerveuse.

Lorsque la blennorrée est unie à un rétrécissement de l'urètre, les eaux interviennent utilement pour amender les spasmes urétraux, résoudre l'inflammation sans secousse et permettre ainsi l'emploi des moyens propres à combattre le rétrécissement lui-même.

On ne saurait trop faire remarquer toute l'importance qui s'attache au traitement de la blennorrée quand on songe que l'inflammation urétrale peut devenir, chez certains sujets, le point de départ d'une poussée tuberculeuse des organes génito-urinaires.

Engorgements de la prostate et de l'épididyme. — Les eaux dégénérées peuvent agir efficacement sur les engorgements de la prostate et de l'épididyme qui compliquent souvent la blennorrée et augmentent sa ténacité. Nous avons vu assez souvent des engorgements prostatiques, d'origine congestive, diminuer progressivement et même céder, au bout de deux ou trois saisons, à l'emploi des bains d'eaux dégénérées combiné avec la boisson d'eau de Mauhourat. Ces résultats méritent d'être signalés, d'autant plus que la prostatite chronique constitue un accident opiniâtre sur lequel les moyens ordinaires de la thérapeutique ont peu d'action, en raison de la situation profonde de cet organe et de ses sympathies morbides qui se manifestent par des douleurs fréquentes dans les organes voisins.

Les cas les plus justiciables de nos eaux sont ceux qu'on rencontre chez des sujets jeunes, entachés de lymphatisme et de nervosisme et qui se sont produits par l'extension d'une blennorragie ou à la suite d'abus de coït ou même sous l'action du froid.

Lorsque l'affection est ancienne et s'est développée lentement sous l'influence de congestions répétées du côté des organes pelviens, surtout chez les vieillards, les eaux ne sont pas d'une grande utilité. Cependant elles peuvent encore amender certains désordres fonctionnels et produire une action légèrement palliative.

Dans les engorgements de nature tuberculeuse et plus spécialement scrofulo-tuberculeuse, nos eaux peuvent être appliquées utilement à titre de médication adjuvante lorsque l'affection, déjà ancienne, a été enrayée dans sa marche par l'emploi des préparations créosotées et d'un régime spécial. Il nous a été donné d'observer un assez grand nombre de cas qui ont été considérablement améliorés par des cures successives. L'amélioration se traduisait, dès la première saison, par la cessation de l'écoulement urétral muco-purulent et surtout par l'atténuation des spasmes vésicaux et urétraux, ainsi que des douleurs de la miction. Ces heureuses modifications, qui coïncidaient presque toujours avec une diminution notable du volume de l'organe prostatique, étaient ensuite consolidées et complétées par la continuation, dans l'intervalle des saisons, de la médication appropriée. Nous pourrions même citer deux cas de complète guérison survenue, après plusieurs saisons consécutives, chez deux malades de notre ami le Dr Reliquet, qui en a rapporté l'observation sommaire à la Société de Médecine de Paris (discussion sur la tuberculose des organes génito-urinaires). Chez l'un de ces malades, on avait constaté dans sa sécrétion spermatique, au début du traitement, presque autant de bacilles que de spermatozoïdes.

Les engorgements de l'épididyme se montrent généralement plus tenaces que ceux de la prostate. Néanmoins, les eaux sont employées avec avantage toutes les fois que l'engorgement s'accompagne d'un écoulement blennorréique et qu'il donne lieu à des troubles nerveux par sympathie ou action réflexe.

Dans certains cas d'épididymite tuberculeuse, l'emploi combiné des eaux et de la médication créosotée nous a donné quelques bons résultats. Nous avons pu enrayer une poussée tuberculeuse des deux épididymes développée chez un jeune homme porteur d'un infarctus du poumon gauche. Chez ce malade, le gonflement inflammatoire s'était amendé peu à peu et avait fait place à une induration scléro-fibreuse. Dans deux cas d'épididymites unilatérales suppurées et bien limitées, c'est à dire sans extension du côté du canal déférent ou du testicule, les eaux ont favorisé l'élimination de la matière caséeuse et provoqué ensuite un travail de réparation et de cicatrisation des trajets fistuleux.

Le traitement des engorgements de la prostate et de l'épididyme consiste, comme celui de la blennorrée, dans l'emploi des bains d'eaux tempérées du Rocher et du Petit-Saint-Sauveur, associés à la boisson d'eau de Mauhourat à doses plus ou moins élevées. Dans certains cas, on peut recourir, vers la fin de la cure, à l'emploi des bains de piscine des Œufs pour obtenir une action plus tonique et résolutive.

Catarrhe vésical. — Bien que la plupart des catarrhes vésicaux soient considérés comme des affections tenaces et parfois difficilement curables, on peut leur opposer avec avantage, dans bien des cas, les eaux dégénérées pour remplir les indications suivantes : calmer l'éréthisme nerveux général, atténuer l'excitabilité de l'organe, diminuer et modifier la sécrétion catarrhale et enfin amender la dysurie ainsi que les principaux désordres fonctionnels. Les résultats qu'on obtient sont variables et plus ou moins complets; ils dépendent souvent des conditions pathogéniques de ces affections qui sont elles-mêmes très variées.

Les hyperémies simples, superficielles qui se sont développées dans le cours d'une urétrite ou sous l'action du froid et de l'humidité, celles qui reconnaissent une origine rhumatismale guérissent assez facilement sous l'influence de la médication des eaux dégénérées. Lorsque l'inflammation est ancienne et a envahi les parois de la vessie qui se trouvent épaissies et plus ou moins modifiées dans leur texture, les eaux ne peuvent produire qu'une action incomplète et purement palliative.

Les catarrhes les plus opiniâtres sont ceux qui se sont développés à la suite d'une prostatite chronique ou d'un rétrécissement urétral, en un mot sous l'influence de causes qui entravent l'excrétion urinaire et favorisent sa stagnation dans la vessie. A moins que ces obstacles soient de date récente et susceptibles d'être modifiés eux-mêmes par l'application des eaux dégénérées, on ne doit pas espérer, dans tous ces cas, obtenir un résultat favorable du traitement.

Les eaux peuvent combattre efficacement les catarrhes liés à la gravelle urique ou phosphatique, certains catarrhes développés à la suite de couches et ceux qui compliquent les affections utérines. Elles sont également appliquées avec succès aux catarrhes arthritiques qui coïncident ou alternent avec des dermatoses liées à la diathèse urique.

Les eaux doivent toujours être proscrites dans les cystites entretenues par une affection calculeuse proprement dite ou par une lésion organique de l'urètre.

Le traitement du catarrhe vésical diffère peu de celui de la blennorrée. Outre les bains du Rocher ou du Petit-Saint-Sauveur et la boisson d'eau de Mauhourat, on prescrit des douches générales et locales pour renforcer l'action périphérique et révulsive des bains sur la peau, toutes les fois que le catarrhe a paru subir l'influence de la répercussion d'une fluxion arthritique ou d'une affection cutanée. Mais l'emploi des douches doit être écarté dans tous les cas où l'on a affaire à des sujets irritables qui ne peuvent supporter la moindre action excitante et perturbatrice.

Dans le traitement des affections des organes génito-urinaires que nous venons de passer en revue, l'eau silicatée alcaline de Mauhourat joue un rôle si important, que nous croyons utile de décrire rapidement ses principaux effets pathogénétiques et curatifs.

Administrée à doses progressivement croissantes (1 à 6 verres par jour), cette eau a pour effet immédiat d'augmenter notablement l'activité sécrétoire des reins, sans causer le moindre phénomène d'irritation et de provoquer une prompte élimination, c'est à dire une véritable décharge d'urée, d'acide urique et de sels uratés ou phosphatés.

C'est à ses propriétés diurétiques spéciales qu'il faut attribuer les modifications favorables que cette eau détermine sur les inflammations catarrhales des organes génito-urinaires. Elles résultent de l'action topique exercée sur les parois de ces organes par le passage d'urines devenues plus abondantes, moins chargées d'acide urique et de sédiments et, en outre, modifiées, dans leur composition, par l'élimination des sels alcalins de l'eau minérale. Hâtons-nous de faire remarquer que ce n'est pas un simple lavage détersif que l'urine opère sur la muqueuse, mais bien une action médicamenteuse due principalement aux silicates alcalins doués, comme on le sait, de propriétés dialytiques et anti-fermentescibles.

Cette action résolutive, anticatarrhale, s'exerce sans secousse, c'est à dire sans provoquer de phénomènes d'irritation du côté des organes génito-urinaires.

Dans le traitement des gravelles urique et phosphatique, l'eau de Mauhourat est prescrite avec avantage non seulement pour éliminer ou dissoudre les concrétions urinaires, mais encore pour combattre les phénomènes de catarrhe ainsi que les troubles dysuriques qui compliquent habituellement ces affections. A ces différentes actions, il faut encore ajouter l'influence modificatrice que cette eau exerce, grâce à ses propriétés digestives et dépuratives, sur les échanges nutritifs et partant sur la disposition diathésique qui produit et entretient la gravelle.

Nous ne pouvons pas terminer cet aperçu des différentes propriétés de l'eau de Mauhourat appliquée aux affections des voies urinaires, sans mentionner un accident pathogénétique qui se rattache à son action diurétique et expultrice. Nous voulons parler de l'explosion de crises néphrétiques que nous observons quelquefois chez des malades atteints de gravelle diathésique ou accidentelle, soit dans le cours du traitement, soit après. Nous devons ajouter que cet accident se produit parfois chez des personnes qui prétendent n'avoir jamais remarqué de sédiments dans leurs urines. Aussi, doit-on considérer l'eau de Mauhourat comme un moyen révélateur dont on peut tirer parti dans certains cas d'affections rénales difficiles à caractériser et qui sont quelquefois liées à la présence de concrétions calculeuses.

Affections utérines. — Nos eaux dégénérées et plus particulièrement celles du Petit-Saint-Sauveur semblent convenir d'une façon spéciale à la plupart des affections utérines dans lesquelles l'élément catarrhal tient une place prédominante.

Ces affections, qu'on désigne sous le nom générique de *métrite chronique,* comprennent, outre une hyperémie catarrhale plus ou moins intense et étendue; des altérations anatomiques variées : engorgements utérins et péri-utérins, ulcérations et granulations du col, déplacements, lympho-adénite péri-utérine, etc. La plupart de ces lésions, qui reconnaissent habituellement une même origine pathogénique, peuvent exister isolément, mais le plus souvent elles viennent se surajouter les unes aux autres, sous l'influence d'un même processus morbide. Si on tend à les confondre sous une seule dénomination, dans la pratique thermale, c'est parce qu'elles donnent lieu à des indications communes et réclament une médication plutôt générale que locale.

Les affections utérines que nous avons à traiter aux eaux sont, en général, des affections anciennes, à marche lente, ayant résisté aux moyens thérapeutiques ordinaires et qui doivent leur persistance à certaines conditions constitutionnelles ou diathésiques, et bien souvent aux complications qu'elles ont provoquées par suite de leur retentissement sur toute l'économie.

La complication la plus fréquente et celle qui domine les indications du traitement, au début, se rapporte aux troubles névropathiques primitifs ou consécutifs qui réagissent fréquemment sur l'affection utérine en l'entretenant et l'aggravant. Ces troubles se traduisent tantôt par des symptômes généraux, tels qu'une impressionnabilité excessive ou des phénomènes hystériformes, tantôt par des symptômes locaux, spasmes, douleurs utérines ou des accidents névralgiques réflexes se manifestant dans les régions voisines.

Les bains d'eaux dégénérées sont, comme nous l'avons vu, éminemment propres à combattre, par leurs effets sédatifs et analgésiants, la plupart de ces phénomênes nerveux morbides. L'eau de Mauhourat en boisson constitue le complément utile du traitement. Elle est administrée dans le but de modifier les organes digestifs qui subissent presque toujours le contre-coup des affections utérines. Elle peut contribuer ainsi à activer et régulariser les fonctions nutritives profondément troublées et partant à modifier favorablement, dans certains cas, la chloro-anémie qui accompagne la plupart des affections utérines et leur donne un caractère de chronicité et d'opiniâtreté. C'est en agissant à la fois sur les phénomènes nerveux et chloro-anémiques que la médication tend à remédier à certains troubles fonctionnels, tels que l'aménorrée et la dysménorrée qui résultent le plus souvent de l'association de ces deux éléments morbides.

Outre la névropathie et la chloro-anémie qui sont, comme les satellites des affections utérines, nous avons fréquemment à combattre un état constitutionnel ou diathésique qui imprime aux lésions utérines des caractères spéciaux et une ténacité particulière. La considération de cet état diathésique et de son influence sur la maladie locale présente une réelle importance, parce qu'elle nous fournit des données utiles, au point de vue de la direction du traitement et des résultats qu'on peut en attendre.

Les diathèses qu'on trouve fréquemment associées aux affections utérines sont : la scrofule, l'herpétisme et l'arthritis.

Dans les métrites liées à la scrofule, les eaux dégénérées peuvent intervenir utilement toutes les fois qu'elles sont compliquées d'accidents nerveux généraux ou locaux qui empêchent l'administration d'une médication plus appropriée à l'état diathésique. Elles peuvent agir efficacement sur les inflammations catarrhales simples de la muqueuse utéro-vaginale, mais elles sont impuissantes à guérir les engorgements profonds, indurés ou hypertrophiques de l'organe utérin et en général toutes les lésions qui présentent un certain degré d'atonie liée à un état d'asthénie générale. Dans ces derniers cas, les eaux dégénérées doivent céder la place à des eaux plus résolutives et reconstituantes, telles que les sulfureuses fortes ou les chlorurées sodiques.

Si les eaux dégénérées ne conviennent qu'à un nombre limité d'affections utérines de nature manifestement scrofuleuse, il n'en est pas de même des métrites liées à l'herpétisme ou à l'arthritis qui réclament presque toujours leur emploi. Les premières sont généralement plus opiniâtres que les secondes et donnent lieu à de fréquentes récidives. Elles se traduisent par des granulations, des rougeurs, des ulcérations sur le col, ainsi que par une sécrétion catarrhale très prononcée et persistante. De plus, elles se compliquent de phénomènes névropathiques variés et tenaces.

Le traitement des métrites herpétiques consiste généralement dans l'emploi des bains tempérés du Petit-Saint-Sauveur ou du Rocher et de la boisson d'eau de Mauhourat. Comme traitement local, nous prescrivons de simples injections vaginales et plus souvent l'application du spéculum à grille dans le bain, pour modifier, par un contact prolongé avec l'eau minérale, la vitalité de la muqueuse et favoriser la résolution de l'hyperémie catarrhale. Ce n'est qu'exceptionnellement que nous recourons à l'emploi des douches vaginales, parce que leur action percutante tend à réveiller bien souvent des phénomènes d'irritation congestive ou nerveuse.

La médication convenablement administrée et surveillée peut, par ses diverses actions, remplir de nombreuses indications relatives à l'état général et à l'état local. Elle peut agir efficacement sur l'état diathésique, combattre les troubles névropathiques ainsi que les phénomènes gastralgiques et dyspeptiques, modifier favorablement l'inflammation catarrhale et consécutivement les autres altérations locales. Dans le cours de la cure, lorsqu'on a modifié l'excitabilité nerveuse et congestive de l'appareil utérin, il est bon de recourir, dans bien des cas, à des applications locales, soit de caustiques, soit de solutions médicamenteuses, à titre de modificateur, pour activer la guérison des ulcérations et des granulations anciennes et même pour hâter la résolution d'un engorgement invétéré du col. Ces pansements caustiques et antiseptiques combinés avec l'emploi de la médication thermale, donnent de bons résultats toutes les fois qu'ils sont appliqués d'une façon opportune.

Dans les métrites liées à l'arthritis, la médication des eaux dégénérées, tout en agissant efficacement sur l'état diathésique, tend à amender les principaux phénomènes qui caractérisent ces affections : spasmes, coliques utérines, sécrétions glaireuses ou séro-muqueuses, disposition aux poussées congestives, soit du côté de la muqueuse du col et du corps, soit du côté du parenchyme de l'organe. Elle tend aussi à combattre cet état éréthique particulier qui complique fréquemment les lésions utérines chez les neuro-arthritiques et qui contribue à entretenir les troubles dysménorréiques.

Quant aux accidents gastralgiques et dyspeptiques qui accompagnent ces affections, ils sont généralement moins tenaces que ceux qui se lient aux métrites herpétiques et cèdent assez facilement à l'emploi des eaux.

C'est dans les métrites arthritiques qu'on rencontre quelquefois une grande disposition aux hémorragies. Si cette circonstance ne contre-indique pas l'emploi des eaux, elle exige néanmoins une grande prudence dans l'administration du traitement et la nécessité d'écarter toute action excitante et perturbatrice.

La médication des métrites arthritiques se rapproche beaucoup de celle des métrites herpétiques. Outre les bains du Petit-Saint-Sauveur ou du Rocher et les applications locales de l'eau dégénérée, nous prescrivons quelquefois des douches générales, chaudes ou écossaises, dans le but de produire une action révulsive et dérivative destinée à combattre la tendance aux poussées fluxionnaires. Hâtons-nous d'ajouter que l'emploi des douches doit être réservé aux lympho-arthritiques, aux sujets peu irritables, c'est à dire à toutes les malades qui peuvent supporter sans inconvénients un certain degré d'excitation générale.

L'administration de l'eau de Mauhourat en boisson intervient utilement dans le traitement des affections utérines, non seulement pour relever les fonctions nutritives affaiblies, mais encore pour amender les phénomènes gastralgiques et pour contribuer à modifier, par ses effets dépuratifs et altérants, la dyscrasie urique, ainsi que les états diathésiques qui dominent la maladie locale.

En somme, nous voyons que la considération de l'état local est tout à fait secondaire dans l'application des eaux dégénérées aux affections utérines et que l'indication dominante du traitement est presque toujours subordonnée à la connaissance des conditions constitutionnelles du sujet. Nous voyons aussi que les propriétés curatives de ces eaux dérivent de l'association de leurs diverses actions toni-sédative, altérante et résolutive, qui peuvent être opposées aux éléments morbides de ces affections complexes.

Il ne faut pas oublier que toutes ces affections, qui sont généralement tenaces, exigent des cures prolongées et plus ou moins répétées, et il est bon de faire remarquer que leur guérison résulte beaucoup moins de l'action directe des eaux sur les lésions anatomiques que des modifications que la cure imprime aux conditions physiologiques et constitutionnelles du sujet.

Nous n'avons jamais reconnu à ces eaux une action élective spéciale sur l'organe utérin, analogue à celle qui a été attribuée par le Dr Caulet aux eaux de Saint-Sauveur. Nous n'avons également jamais observé le phénomène de l'hydrorrée thermale que notre collègue rattache à cette même action élective.

Si nos eaux dégénérées produisent parfois quelques phénomènes de recrudescence sur l'élément catarrhal, on voit que ces effets se rapprochent de ceux qui se manifestent sur les autres muqueuses. Du reste, ils sont presque toujours peu prononcés et ne peuvent nullement être comparés aux phénomènes pathogénétiques qui caractérisent l'action élective de la Raillère sur les affections pharyngo-laryngées.

Le travail de résolution qu'elles opèrent sur l'engorgement catarrhal, d'une façon pour ainsi dire silencieuse, semble succéder à leurs effets généraux toni-sédatifs. Il se traduit par l'atténuation progressive des désordres fonctionnels : leucorrée, douleurs utérines et péri-utérines, troubles menstruels ou accidents dysménorréiques et enfin par des modifications apportées au volume, à l'aspect et à la position de l'organe.

Il va sans dire que les eaux ont peu d'action sur les catarrhes muco-purulents liés à des lésions anciennes de la muqueuse intra-utérine ; cependant, elles peuvent parfois intervenir utilement pour remédier à certains désordres fonctionnels de l'endométrite et favoriser l'application ultérieure d'un traitement chirurgical.

Enfin, nous devons ajouter en terminant que, dans un bon nombre de cas, lorsqu'on est parvenu à amender la susceptibilité fluxionnaire et névrosique de l'appareil utérin, on peut remplacer avec avantage les bains d'eaux dégénérées par ceux de la Raillère dont l'action fortement tonique et résolutive est apte à compléter les premiers résultats du traitement et à hâter la guérison.

Bordeaux — Imp. G. Gounouilhou, rue Guiraude, 11.

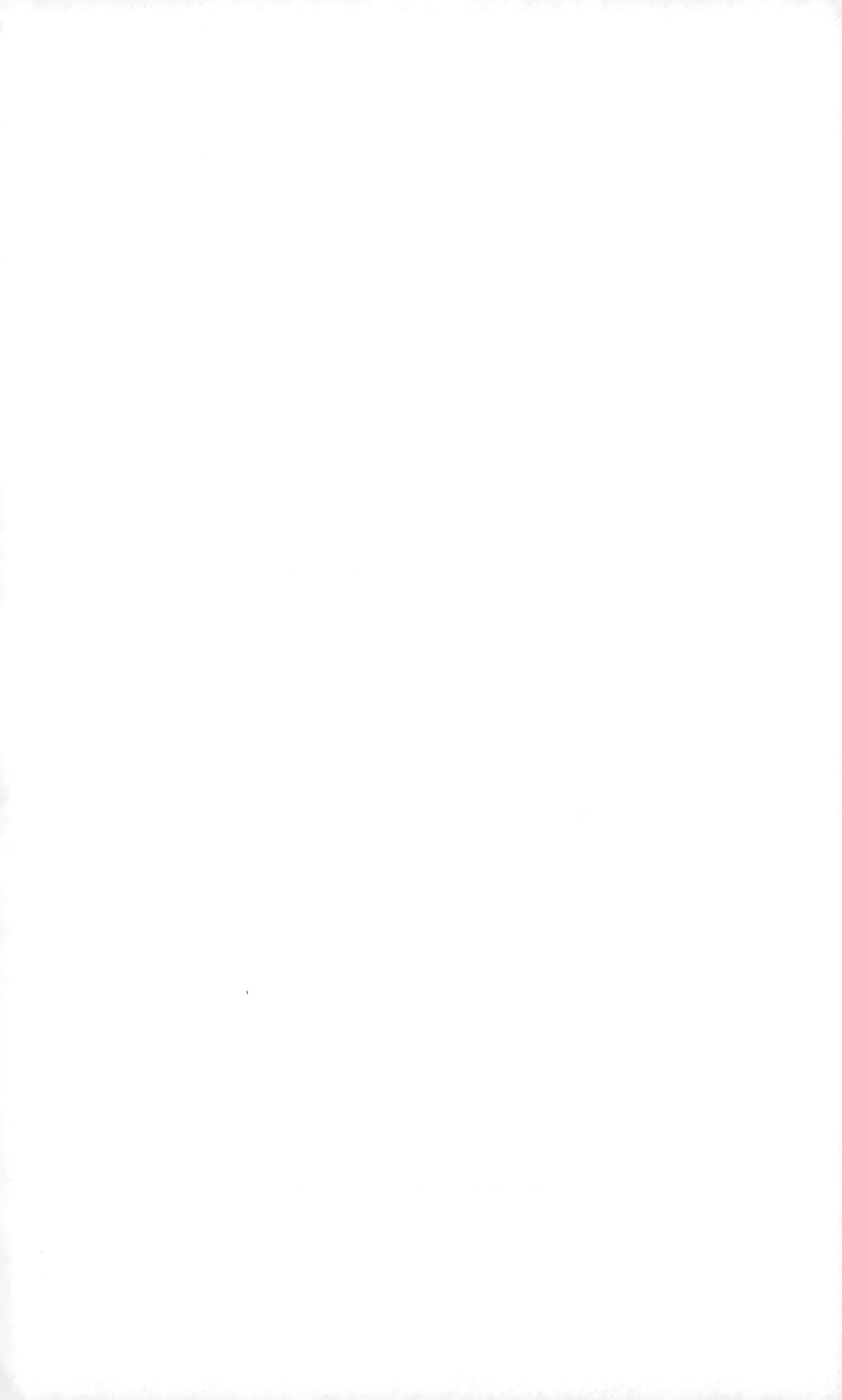

Bordeaux. — Imp. G. Gounouilhou, rue Guiraude, 11.

www.ingramcontent.com/pod-product-compliance
Ingram Content Group UK Ltd.
Pitfield, Milton Keynes, MK11 3LW, UK
UKHW021040180726
13838UKWH00004B/1927